AMENI AMMAR
OUSSAMA ABCHA
MOHAMED SAMIR DAGHFOUS

FORMAS DE PREVENIR LESÕES DO LIGAMENTO CRUZADO ANTERIOR

AMENI AMMAR
OUSSAMA ABCHA
MOHAMED SAMIR DAGHFOUS

FORMAS DE PREVENIR LESÕES DO LIGAMENTO CRUZADO ANTERIOR

ScienciaScripts

MEIOS DE PREVENÇÃO

LESÕES

DO LIGAMENTO CRUZADO ANTERIOR

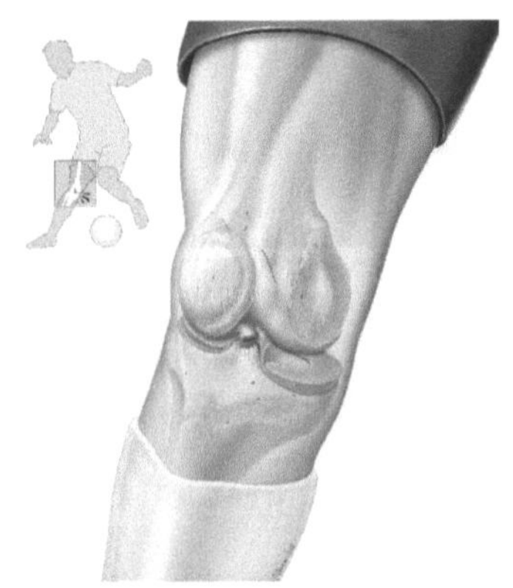

Dra. AMENI AMMAR

Dr. OUSSAMA ABCHA

Autores :

Dra. AMENI AMMAR

Assistente de hospital universitário

em cirurgia ortopédica

MT KASSAB Instituto Nacional de Ortopedia

Departamento de Trauma de Emergência.

Dr. OUSSAMA ABCHA

Residente em cirurgia ortopédica

MT KASSAB Instituto Nacional de Ortopedia

Serviço de Trauma de Emergência

O prefácio foi escrito por :

Professor MOHAMED SAMIR DAGHFOUS

Chefe do Departamento de Emergência
Traumática.

MT KASSAB Instituto Nacional de Ortopedia

TABELA DE CONTEÚDOS

Prefácio

A ruptura do ligamento cruzado anterior (LCA) nos futebolistas tem conseqüências deletérias em vários níveis. Envolve longos períodos "fora do campo" com impactos socioeconómicos consideráveis em termos de custos primários (cuidados, tempo fora do trabalho) e custos secundários (cuidados e incapacidade a longo prazo por gonartrose). Os programas de prevenção foram introduzidos e provaram ser eficazes na redução da taxa de lesões por LCA. Em nosso livro vamos tentar elucidar as diferentes formas de prevenir a ruptura do LCA, tanto primária como secundária.

Professor MOHAMED SAMIR DAGHFOUS

1. Prevenção primária da ruptura do LCA :

A prevenção da ruptura do LCA começa com a identificação dos sujeitos em risco. Os factores de risco podem ser intrínsecos (anatómicos, hormonais, neuromusculares, etc.) ou extrínsecos, relacionados com o estilo de vida, a actividade desportiva e a condição física do sujeito. Nestes temas de risco, os desportos pivot (futebol, basquetebol, ginástica, hóquei, futebol de salão, voleibol, softbol e cheerleading) devem ser desencorajados e devem ser implementados programas intensivos de prevenção de rupturas do LCA, especialmente no desporto de alto nível.

A primeira publicação [1] mostrando a eficácia de um programa de prevenção de lesões supervisionado medicamente, incluindo seis equipes no grupo de intervenção versus seis equipes de controle, apareceu em 1983. Incluiu o rastreio de indivíduos em risco, informação sobre a importância do jogo disciplinado, atenção ao risco de lesões nos campos de treino, controlo de qualidade do treino e reabilitação sistemática das lesões.

Depois, a literatura foi relativamente pobre durante quase 20 anos, além do estudo Carafa [2] que mostrou pela primeira vez a eficácia de um programa de prevenção sobre o número de rupturas do LCA numa população de 600 jogadores semi-profissionais e amadores.

Em 2000, teve início o primeiro estudo piloto lançado pela F-Marc (Centro de Pesquisa de Avaliação Médica da Fifa) sobre uma população de futebolistas amadores. Com base nesta primeira experiência e com a colaboração de especialistas internacionais, a FMARC desenvolveu em 2003 um programa básico de prevenção de lesões para o futebol amador chamado "os 11". Este programa é composto por 10 exercícios de melhores práticas, reforçados por conceitos educativos e pela promoção do fair play. Este programa não se destina especificamente à prevenção de lesões do

LCA, mas tem sido divulgado para reduzir o risco das lesões mais comuns do futebol identificadas pelo F-Marc, tais como entorses no tornozelo, lesões musculares da coxa e entorses no joelho como um todo.

Em 2006, após várias críticas construtivas do mundo do futebol, este programa foi revisto por um grupo de especialistas em um programa mais abrangente, sob o nome "os 11+" (100). Este programa foi orientado para a prevenção das duas lesões mais comuns: entorse lateral do tornozelo e ruptura do LCA. Incorpora elementos do "11" com os do "PEP" (Prevenir lesões e melhorar o desempenho). O programa consiste em 15 exercícios simples divididos em três partes. Concentra-se em aumentar a força do tendão, melhorar o controlo neuromuscular e corrigir o posicionamento do membro inferior ao aterrar nos saltos. Finalmente, serve para evitar a rotação tibial valgo-externa e a atitude de rotação varo-internal no salto de aterragem. Por isso, é dada especial atenção à qualidade do movimento.

Muitos outros programas foram publicados como resultado do estudo que os promoveu: PEP, Frappier Acceleration Training Program, KIPP, The Walden's Program, HarmoKnee.

Prevenir lesões e Melhorar o Desempenho (PEP) é um programa criado em 2005. É específico para o futebol masculino e feminino a partir dos 12 anos de idade e visa prevenir lesões na articulação do joelho e mais especificamente nos ligamentos cruzados [3].

O Frappier Acceleration Training Program é um programa de aceleração criado pelo Frappier nos anos 90. Concentrou-se nos jogadores de futebol.

O Programa de Prevenção de Lesões nos Joelhos (KIPP) foi criado pelo The Lurie Children's Institute for Sports Medicine, em Chicago. Concentrou-se nas lesões no joelho em mulheres activas entre os 12 e os 21 anos de idade. Um dos principais objectivos do KIPP é conseguir que os atletas sintam a sua biomecânica, de forma a reconhecer a diferença entre uma posição articular saudável e uma que possa levar a lesões [4].

O "Programa Walden" é um programa desenvolvido em 2005 por fisioterapeutas, envolvidos nas organizações médicas da Associação Sueca de Futebol (SFA), em colaboração com a Federação Sueca de Andebol (SFH) e a Federação Sueca de Basquetebol (SBF). É apresentado como um aquecimento neuromuscular contendo exercícios baseados no controle do joelho [5].

O programa "HarmoKnee" foi desenvolvido em 2006 por Kiani [6]. Ela combina educação, habilidade, força e equilíbrio. O seu objectivo é melhorar os padrões de movimento e reduzir as lesões nos joelhos.

Vários autores [4, 7-15] têm estudado a eficácia dos programas de prevenção em jogadores de diferentes modalidades (futebol, voleibol e basquetebol, andebol...). Eles concluíram que esses programas foram eficazes na redução da incidência de ruptura do LCA. No entanto, estes programas de prevenção nem sempre são aplicados no desporto profissional. Os resultados são limitados pelo cumprimento destes programas de prevenção por parte dos futebolistas. Na literatura, foram relatados baixos índices de conformidade de até 10%.

Noël [16], avaliou a eficácia do programa "FIFA 11+" em uma revisão sistemática em 2014. Ele encontrou uma diminuição na incidência de lágrimas de LCA na Europa [17-21], América [22-25], África [26] e Ásia [17, 25, 27]. A diminuição afectou tanto os jogadores masculinos [17, 18, 20, 24, 27, 28, 29] como os femininos [18, 20, 21, 22, 23]. Enquanto Steffen [30] e Hammas [31] não provaram a eficácia deste programa em seus estudos.

Podemos ver que a FIFA, assim como as outras organizações mencionadas, apenas analisaram fatores neuromusculares e biomecânicos para estabelecer os seus programas de prevenção de ruptura do LCA. Estas organizações não levaram em consideração outros fatores de risco intrínsecos presentes em certos indivíduos para estabelecer um programa especial de prevenção. Acreditamos que devem ser estabelecidos programas especiais de prevenção para indivíduos com factores de risco intrínsecos.

Na Tunísia, a Federação Tunisina de Futebol (FTF), assim como as diferentes equipas da Liga Tunisina I, não estão a implementar qualquer programa de prevenção. É proposta a divulgação de programas de prevenção, especialmente o programa da FIFA "Os 11+", já que provou sua eficácia através de vários estudos realizados por várias federações.

2. Prevenção da ruptura iterativa do LCA durante a ligamentoplastia:

2.1. Consideração da inclinação da tíbia na prevenção da ruptura iterativa do transplante do LCA :

Vários autores estudaram o efeito da correção da inclinação da tíbia em ligamentoplastia.

Slocuml [32] foi o primeiro a mostrar em cães que a combinação de osteotomia tibial e ligamentoplastia parecia estabilizar melhor o joelho do que a reparação isolada do ligamento cruzado anterior.

Dejour [33] encontrou em uma série de 22 joelhos operados por laxidão anterior crônica, 18 dos quais também tinham osteotomia de deflexão tibial, que esta última combinada com uma ligamentoplastia intra-articular produziu melhores resultados do que a ligamentoplastia isolada.

A bonina [34] mostrou que a combinação de uma ligamentoplastia com uma osteotomia tibial estabilizou a evolução artrítica do joelho.

Dejour [35] e Bonin [36] recomendam uma avaliação radiológica pré-operatória incluindo uma película de perfil unipodal do joelho para avaliar a extensão da frouxidão anterior e o valor da inclinação tibial.

Lerat et al [37] realizaram um estudo retrospectivo da correção da inclinação da tíbia em uma série de osteotomias associadas à ligamentoplastia do LCA. Verificaram que a gaveta anterior residual no pós-operatório estava diretamente relacionada com a quantidade de inclinação da tíbia após a correção.

Giffin [38] estudou o papel da osteotomia tibial no estabelecimento do equilíbrio ligamentar no plano sagital. Ele mostrou que 47% dos pacientes retornaram aos esportes intensivos e 37% aos esportes moderados. Ele também concluiu que apenas 17% dos pacientes desenvolveram osteoartrose. Esta revisão resume as evidências do papel da osteotomia tibial no tratamento da instabilidade aguda e crônica sagital do joelho.

Em seu estudo, Magnussen [39] recomendou a combinação de osteotomia e ligamentoplastia ao mesmo tempo no caso de qualquer achado radiológico de frouxidão anterior crônica maior que 10 mm, sinais de pré-artrose e inclinação tibial maior que 13°.

Trojani [40], por sua vez, mostrou em 2014 que a ligamentoplastia associada a uma osteotomia de valgismo da tíbia (TVO) por abertura e deflexão medial diminuindo a inclinação da tíbia permitiu que 80% dos pacientes retomassem a atividade esportiva e 45% dos pacientes se dedicassem a intensa atividade esportiva. Enquanto no pré-operatório nenhum dos pacientes praticava desporto de forma intensiva.

Li [41] realizou uma meta-análise dos resultados clínicos das osteotomias tibiais altas combinadas com ligamentoplastia do LCA em pacientes jovens com osteoartrose do compartimento medial com ruptura do ligamento cruzado anterior. Ele concluiu que esse procedimento resulta em restauração satisfatória da estabilidade anterior do joelho, alívio da osteoartrite do compartimento medial, melhora nas avaliações subjetivas e um retorno previsível aos esportes recreacionais.

Alguns autores enfatizaram a importância de uma osteotomia de deflexão durante a segunda reconstrução do LCA ou na presença de uma meniscectomia prévia [42-47]. Outros [33,42] também insistiram que o suporte de peso e a retomada do esporte devem ser adiados no pós-operatório.

Sonnery [48] enfatizou a importância da osteotomia em pacientes com declive tibial aumentado e ruptura iterativa.

Baverel [49] recomendou osteotomia de deflexão da tíbia durante a terceira reconstrução do LCA quando o TP estiver >10°. Ele também concluiu que a osteotomia de desvio da tíbia pode ser proposta durante a primeira reconstrução quando a inclinação da tíbia for maior que 15°. Este valor pode ser reduzido, se houver um histórico de meniscectomia.

Dejour [42] recomendou a combinação de uma osteotomia de deflexão da tíbia com reconstrução do LCA de revisão se a inclinação da tíbia exceder 12°.

Marti [43] encontrou os mesmos resultados. Estes autores salientaram a importância da correção da inclinação tibial em casos de lesão meniscal e, especialmente, em casos de meniscectomia prévia.

2.2. Consideração do entalhe inter-condilar na prevenção da ruptura iterativa do transplante do LCA :

A ecocartroplastia consiste na ampliação do CIS por ressecção dos osteófitos e ampliação do aspecto medial do côndilo femoral lateral [50].

Mann [51] foi o primeiro em 1999 a estudar o NWI no CT antes e depois de um

echancruroplastia (após remoção de 5mm de osso). Uma tomografia ao joelho foi realizada pré-operatoriamente, com uma semana e após um ano de seguimento. Ele não encontrou recrescimento do osso removido. Ele concluiu que a ecocarroplastia foi eficaz.

Um estudo de coorte foi realizado por Benjamin [52] em 2014. Mostrou que a ecancruroplastia durante a reconstrução do LCA em crianças pode ser um procedimento que diminui o risco de ruptura iterativa, aumentando o LNA e diminuindo o impacto entre o LCA e o EIC.

Mazataka [53] enfatizou a importância de um enxerto de pequeno volume no caso de um entalhe estreito para evitar a ruptura iterativa e a síndrome do ciclope.

Carola [54] aconselhou contra a ligamentoplastia de LCA em pacientes com entalhe estreito.

Koga [55] realizou um estudo comparativo entre dois grupos de pacientes com ligamentoplastia do LCA duplo: o primeiro grupo apresentava uma equancruroplastia de 2 mm associada à ligamentoplastia e o grupo controle não. Ele descobriu que na ligamentoplastia de LCA de dupla fração combinada com uma ecancruroplastia, a estabilidade anterior foi melhorada e não houve efeitos adversos na articulação patelofemoral após uma ecancruroplastia. Em contrapartida, a ligamentoplastia de dupla fração do LCA sem a associada àcancruroplastia não aumentou a incidência de falha do enxerto.

No entanto, Laprade [56] concluiu que a ecancruroplastia só deve ser realizada se necessário e apenas no local do impacto com o transplante, pois a ecancruroplastia pode ter efeitos agressivos sobre o joelho (lesões e alterações histopatológicas da cartilagem articular).

Esses resultados foram observados até maio [57], que observaram em um estudo de RM a presença de fibrocartilagem que poderia ser responsável pelo impacto com o transplante seis meses após a realização de uma ecancruroplastia.

Wolf [58] não encontrou uma relação entre um entalhe estreito e falha de ligamentoplastia. Concluiu também que a ligamentoplastia dupla não requer necessariamente a realização de uma echancruroplastia.

Estudos prospectivos podem resolver esta controvérsia entre os autores no futuro.

3. Prevenção da ruptura do LCA no joelho contralateral :

Uma revisão sistemática feita por Rick [44] em 2011 mostrou que o risco de ruptura do LCA no joelho contralateral é o dobro do que no joelho ipsilateral. Estes resultados também foram encontrados em 2015 pela Ristic [59]. Ambos os autores enfatizaram a importância de prevenir a ruptura do LCA tanto no joelho afetado quanto no contralateral. Eles também enfatizaram que o retorno ao esporte deve ser retardado no pós-operatório.

Görmeli [60] mostrou que um entalhe estreito é um fator de risco tanto para o joelho afetado quanto para o contralateral. Ele aconselhou que os programas de prevenção deveriam ser aplicados aos dois joelhos.

Os fatores de risco para lesão contralateral do joelho são: EIC apertado [60], declive tibial alto [59], idade jovem [61], história familiar de ruptura bilateral do LCA [62], sexo feminino [61], esporte pivô [63] e falha na reabilitação do joelho contralateral após ligamentoplastia de um dos lados [64].

Acreditamos que para os esportes pivot, uma avaliação radiológica do joelho contralateral à lesão deve fazer parte da avaliação sistemática do atleta; é um meio simples, mas eficaz de avaliar o risco de bi-lateralização das lesões do LCA. Esta avaliação inclui: uma incidência de Shuss do joelho para avaliar o entalhe inter-condilar e uma radiografia de perfil do terço proximal da tíbia para medir a inclinação da tíbia.

Referências

1. Ekstrand J, Gillquist J, Liljedahl SO. Prevenção de lesões no futebol. Supervisão pelo médico e fisioterapeuta. Am J Sports Med. 1983;11(3):116-20.

2. Caraffa A, Cerulli G, Projetti M, Aisa G, Rizzo A. Prevenção de lesões do ligamento cruzado anterior no futebol. Um estudo prospectivo controlado do treinamento proprioceptivo. Knee Surg Sports Traumatol Arthrosc. 1996;4(1):19-21.

3. Grooms DR, Palmer T, Onate JA, Myer G, Grindstaff T. Aquecimento abrangente e lesões nas extremidades inferiores de jogadores de futebol colegial masculino. J Athl Train. 2013;48(6):782-9.

4. Labella C, Huxford M, Grissom J, Kim K, Peng J, Christoffel K. Efeito do Aquecimento Neuromuscular em Lesões em Atletas de Futebol Feminino e Basquetebol em Escolas Secundárias Públicas Urbanas: Julgamento Aleatório Controlado

de Atletas de Atletismo. Arch Pediatr Adolesc Adolesc Med. 2011;165(11),1033-40.

5. Waldén M, Atroshi I, Magnusson H, Wagner P, Hägglund M. Prevenção de lesões agudas no joelho em jogadoras de futebol femininas adolescentes: ensaio aleatório controlado em grupo. BMJ. 2012;(344):3042-44.

6. Kiani A, Hellquist E, Ahlqvist K, Gedeborg R, Michaëlsson K, Byberg L et al. Prevenção de lesões no joelho relacionadas com futebol em raparigas adolescentes. Arch Intern Med. 2009;170(1):43-9.

7. Hewett TE, Lindenfeld TN, Riccobene JV. O efeito do treinamento neuromuscular na incidência de lesão no joelho em atletas do sexo feminino. Um estudo prospectivo. Am J Sports Med. 1999;27(6):669-706.

8. Sadoghi P, Keudell AV, Vavken P. Eficácia dos programas de treino de prevenção de lesões do

ligamento cruzado anterior. J Bone Joint Surg Am. 2012;94(9):769- 76.

9. Petersen W, Braun C, Bock W, Schmidt K, Weimann A, Drescher W et al. Um estudo prospectivo controlado de controle de caso de um programa de treinamento de prevenção em jogadoras de handebol de equipe feminina: a experiência alemã. Arco Orthop Traumatol Surg. 2005;125(9):614-21.

10. Constantinou D. Lesões futebolísticas - vigilância, incidência e prevenção. Continuar Med Educ. 2010;28(5):220-5.

11. Natalie V. ACL Prevenção de lesões em atletas do sexo feminino: revisão da literatura e considerações práticas na implementação de um programa de prevenção ACL. Curr Rev Musculoskelet Med. 2013;6(2):158-63.

12. Noyes FR, Barber-Westin SD, Smith ST, Campbell T, Garrison TT. Um programa de

treinamento para melhorar os índices neuromusculares e de desempenho das jogadoras de basquetebol do ensino médio. J Strength Cond. Res. 2012;26(3):709-19.

13. Barber Westin SD, Smith ST, Campbell T, Noyes FR. O teste de triagem de vídeo drop-jump: retenção de melhora no controle neuromuscular em jogadoras de vôlei femininas. J Strength Cond. Res. 2010;24(11):3055-62.

14. Michael JA, William MB, Christopher EU. Resumo Sistemático das Revisões Sistemáticas sobre o Tema do Ligamento Cruzado Anterior. Orthop J Sports Med. 2016;4(3):1-23.

15. Frank RN, Sue DW. Treinamento de Prevenção de Lesões Ligamentares Anteriores em Atletas Femininas Uma Revisão Sistemática de Redução de Lesões e Resultados de Testes de Desempenho Atlético. Saúde Esportiva. 2012;4(1):36-46.

16. Barengo NC, Meneses JF, Ramírez R, Cohen DD, Tovar G, Correa JE. O Impacto do Programa de Treinamento da FIFA 11+ na Prevenção de Lesões em Jogadores de Futebol: Uma Revisão Sistemática. Int J Environ Res Saúde Pública. 2014;11(11):11986-2000.

17. Bizzini M, Impellizzeri FM, Dvorak J, Bortolan L, Schena F, Modena R et al. Respostas fisiológicas e de desempenho ao "FIFA 11+" (parte 1): É um aquecimento apropriado? J Sport Sci. 2013;(31):1481-90.

18. Impellizzeri FM, Bizzini M, Dvorak J, Pellegrini B, Schena F, Junge A. Respostas fisiológicas e de desempenho ao FIFA 11+ (Parte 2): Um ensaio controlado aleatório sobre os efeitos do treino. J Sport Sci. 2013;(31):1491-502.

19. Soligard T, Nilstad A, Steffen K, Myklebust G, Holme I, Dvorak J et al. Cumprimento de um amplo

programa de aquecimento para evitar lesões no futebol juvenil. Brit J Sport Med. 2010;(44):787-93.

20. Brito J, Figueiredo P, Fernandes L, Seabra A, Soares JM, Krustrup P et al. Efeitos da força isocinética do programa de treinamento de prevenção de lesões "11+" da FIFA. Isokinet Exerc Sci. 2010;(18):211-15.

21. Soligard T, Myklebust G, Steffen K, Holme I, Silvers H, Bizzini M et al. Programa abrangente de aquecimento para prevenir lesões em jovens futebolistas femininas: ensaio aleatório controlado. BMJ. 2008;(337):a2469.

22. Grooms DR, Palmer T, Onate JA, Myer G, Grindstaff T. Aquecimento abrangente e lesões nas extremidades inferiores de jogadores de futebol colegial masculino. J Athl Train. 2013;48(6):782-9.

23. Steffen K, Emery CA, Romiti M, Kang J, Bizzini M, Dvorak J et al. A alta adesão a um programa de prevenção de lesões neuromusculares (FIFA 11+)

melhora o equilíbrio funcional e reduz o risco de lesões nas jogadoras de futebol femininas jovens canadenses: um ensaio aleatório em grupo. Br J Sport Med. 2013;(47):794- 802.

24. Steffen K, Meeuwisse WH, Romiti M, Kang J, McKay C, Bizzini M et al. Avaliação de como as diferentes estratégias de implementação de um programa de prevenção de lesões (FIFA 11+) impactam a adesão das equipes e o risco de lesões nas jogadoras canadenses de futebol juvenil: um julgamento aleatório em grupo. Br J Sport Med. 2013;(47):480-7.

25. Nakase J, Inaki A, Mochizuki T, Toratani T, Kosaka M, Ohashi Y et al. Atividade muscular de todo o corpo durante o programa FIFA 11+ avaliada por tomografia por emissão de pósitrons. PLoS Um. 2013;8(9):434-7.

26. Oluwatoyosi BAO, Sunday RAA, Bosede AT, Olajide AO. Eficácia do Programa de Aquecimento

do Futebol Masculino Juvenil da FIFA 11+: um julgamento aleatório e controlado. Journal of Sports Science and Medicine. 2014;13(2):321-8.

27. Daneshjoo A, Mokhtar AH, Rahnama N, Yusof A. Os efeitos de programas de aquecimento abrangentes na propriocepção, equilíbrio estático e dinâmico em jogadores de futebol masculino. PLoS Um. 2012;(7):1-10.

28. Kilding AE, Tunstall H, Kuzmic D. Adequação do programa de treinamento "Os 11" da FIFA para jovens jogadores de futebol - Impacto sobre o desempenho físico. J Sport Sci Med. 2008;7(3):320-6.

29. Daneshjoo A, Mokhtar AH, Rahnama N, Yusof A. Os efeitos dos programas de aquecimento preventivo de lesões na relação de força do joelho em jovens jogadores de futebol profissional masculino. PLoS Um. 2012;7(12):434-40.

30. Steffen K, Myklebust G, Olsen OE, Holme I, Bahr R. Prevenir lesões no futebol feminino juvenil - um julgamento controlado aleatório. Scand J Med Sci Sports. 2008;18(5):605-14.

31. Hammes D, Aus der Fünten K, Kaiser S, Frisen E, Bizzini M, Meyer T. Prevenção de lesões em jogadores de futebol veteranos do sexo masculino - um ensaio controlado aleatório usando o "FIFA 11+". J Sport Sci. 2014;(11):343-5.

32. Slocum B, Devine T. Empuxo craniano tibial: uma força primária no abafamento canino. J Am Vet Med Assoc. 1983;183(4):456-9.

33. Dejour D, Khun A. Osteotomia de deflexão tibial e laxidão anterior crônica em 22 casos. Rev Chir Orthop. 1998;84 Suppl 2:S28-S9.

34. Bonin N, Aït Si Selmi T, Dejour H, Neyret Ph. Association of ACL reconstruction and osteotomy at 11 years follow-up. J Sport Sci. 2001;22(3):34-9.

35. Dejour H, Neyret P. Ausência bilateral congénita do ligamento cruzado anterior e menisco medial do joelho. Rev Chir Orthop. 1990;(76):329-32.

36. Bonnin M, Carret JP, Dimnet J, Déjour H. O joelho que suporta o peso após a ruptura do LCA: um estudo biomecânico in vitro. Knee Surg Sport Taumatol Arthrosc. 1996;(3):245-51.

37. Lerat J, Moyen B. Laxidão anterior e artrite interna do joelho. Resultados da reconstrução do ligamento cruzado anterior associado à osteotomia tibial. Rev. Chir Orthop Reparatrice Appar Mot. 1993;79(5):365-74.

38. Giffin JR, Shannon FJ. O papel da osteotomia tibial alta no joelho instável. Sports Med Arthrosc. 2007;15(1):23-31.

39. Magnussen RA, Dahn DL, Neyette P. Osteotomia para correção de declive após falha na reconstrução do LCA. Em: Marx RG, Ed. Revisão

da reconstrução do LCA: gestão e técnica cirúrgica. New York:Springer;2013.p.34-52.

40. Trojani C, Elhor H, Carles M, Boileau P. A reconstrução do ligamento cruzado anterior associada à osteotomia de valgização tibial permite o retorno ao esporte. Rev chir orthop traumatol. 2014;(100):166-70.

41. Li Y, Zhang H, Zhang J, Li X, Song G, Feng H. Resultado clínico da osteotomia simultânea da tíbia alta e reconstrução do ligamento cruzado anterior para osteoartrose do compartimento medial em pacientes jovens com joelhos deficientes do ligamento cruzado anterior: uma revisão sistemática. Arthroscopy. 2015;31(3):507-19.

42. Dejour D, Saffarini M, Demey G, Baverel L. Correção da inclinação da tíbia combinada com boa estabilidade do joelho e evita a ruptura do enxerto. Knee Surg Sports Traumatol Arthrosc. 2015;(23):2846-52.

43. Marti CB, Gautier E, Wachtl SW, Jakob RP. Precisão da correção do plano frontal e sagital na osteotomia tibial alta de borda aberta. Arthroscopy. 2004;20(4):366-72.

44. Rick WW, Robert AM, Warren RD, Kurt PS. Ipsilateral Graft and Contralateral ACL Rupture at Five Years or More Following ACL Reconstruction. J Bone Joint Surg Am. 2011;93(12):1159-65.

45. Gifstasd T, Drogest JO, Viset A, Grontvedt T, Hortemo GS. Resultados inferiores após revisão do LCA, reconstruções: uma comparação com reconstruções primárias do LCA. Knee Surg Sports Traumatol Arthrsoc. 2013;21(9):2011-18.

46. Kamath GV, Redfern JC, Greis PE, Burks RT. Revisão da reconstrução do ligamento cruzado anterior. Am J Sports Med. 2011;39(1):199-217.

47. Schuster P, Schulz M, Richter J. Combined Biplanar. Osteotomia tibial alta, reconstrução do ligamento cruzado anterior, e abrasão/microfractura

em osteoartrose medial grave de joelhos em varo instável. Arthroscopy. 2016;32(2):283-92.

48. Sonnery CB, Mogos S, Thaunat M, Archbold P, Fayred JM, Freychet B, et al. Osteotomia proximal da cunha de fechamento anterior da tíbia em revisão repetida da reconstrução do ligamento cruzado anterior. Am J Sport Med. 2014;42(8):1873-80.

49. Baverel L, Batailler C, Demey G, Dejour D. Segunda reconstrução do LCA falhada: associação da osteotomia de deflexão tibial com a terceira reconstrução. Rev Chir Orthop Traumatol. 2014;100(7):262-3.

50. Dahlstedt L, Dalen N, Dahlborn M, Nilsson T. Valor de estudos de tomografia computadorizada intercondiliana e medidas peroperatórias de 127 joelhos. Acta orthop scand. 1990;61(6):558-61.

51. Mann TA, Black KP, Zanotti DJ, Barr M, Teater T. A história natural do entalhe intercondiliano após o entalheplastia. Am J Sports Med. 1999;27(2):181-8.

52. Freychet B, Fournier J, Bergerault F, De Courtivron B, Bonnard C. Anatomical risk factors for ACL ruptures in children - a descritive radiological case-control study of the inter-condylar notch. Rev Chir Orthop Traumatol. 2014;100(7):246-56.

53. Fujii M, Furumatsu T, Miyazawa S, Okada Y, Tanaka T, Ozaki T, et al. O tamanho do entalhe intercondiliano influencia a formação de ciclos após o cruciado anterior Influência de fatores intrínsecos no risco de ruptura do LCA Referências 18 reconstrução ligamentar. Knee Surg Sports Traumatol Arthrosc. 2015;(23):1092-9.

54. Carola F, Van E, Cesar A, Martins Q, Shail M, Vyas CU et al. Forma e dimensões do entalhe intercondiliano femoral em pacientes lesionados

pelo LCA. Knee Surg Sports Traumatol Arthrosc. 2010;(18):1257-62.

55. Koga H, Muneta T, Yagishita K, Watanabe T, Mochizuki T, Horie M, et al. Efeito da Notchplasty na Reconstrução Anatómica do Ligamento Cruzado Anterior. Am J Sports Med. 2014;42(8):1813-21.

56. Laprade RF, Burnett QM. Estenose do entalhe intercondiliano femoral e correlação com lesões do ligamento cruzado anterior. Um estudo prospectivo. Am J Sports Med. 1994;(22):198-202

57. May DA, Snearly WN, Bents R, Jones R. MR Imaging Findings in Anterior Cruciate Ligament Reconstruction: evaluation of notchplasty. AJR Am J Roentgenol. 1997;169(1):217-22.

58. Wolf MR, Murawski CD, Van Diek FM, Van Eck CF, Huang Y, Fu FH. dimensões do entalhe intercondiliano e falha do enxerto após reconstrução do ligamento cruzado anterior simples

e duplo. joelho cirúrgico traumatol artrosc. 2015;23(3):680-6.

59. Ristić V, Ristić S, Maljanović M, Dan V, Milankov V, Harhaji V. Fatores de risco para lesões bilaterais do ligamento cruzado anterior. med pregl. 2015;68(5):192-17.

60. Cemile AG, Gökay G, Burak YO, Zeynep O, Ayşegül SK, Okan Y et al. The effect of the intercondylar notch width index on anterior cruciate ligament injuries: A study on groups with unilateral and bilateral ACL injury. Acta Orthop Belg. 2015;81(2):240-4.

61. Pinczewski LA, Lyman J, Salmon LJ, Russell VJ, Roe J, Linklater J. Uma comparação de 10 anos de reconstruções do ligamento cruzado anterior com tendão do tendão do tendão do tendão do joelho e do tendão patelar autoenxerto: um ensaio controlado e prospectivo. Am J Sports Med. 2007;35(4):564-74.

62. Prodromos CC, Han Y, Rogowski J, Joyce B, Shi K. Uma meta-análise da incidência de lacerações do ligamento cruzado anterior em função do sexo, do desporto e de um regime de redução de lesões no joelho. Arthroscopy. 2007;23(12):1320-5.

63. Rahr WL, Thillemann TM, Pedersen AB, Lind M. Comparação dos enxertos do tendão do tendão do tendão do joelho e do tendão patelar na reconstrução do ligamento cruzado anterior num estudo de coorte de âmbito nacional: resultados do registo dinamarquês de reconstrução do ligamento do joelho. Am J Sports Med. 2014;42(2):278- 84.

64. Raviraj A, Anand A, Kodikal G, Chandrashekar M, Pai S. Uma comparação da reconstrução precoce e retardada do ligamento cruzado anterior por via artroscópica com o auto-enxerto de tendão. J Bone Joint Surg Br. 2010;92(4):521-6.

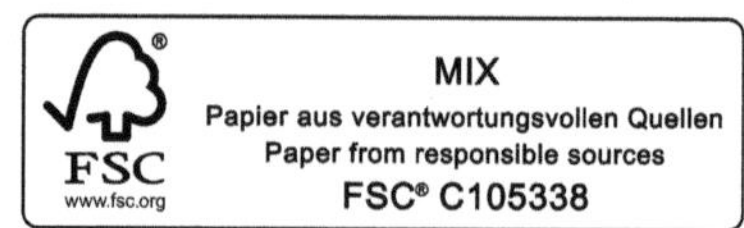

Printed by Books on Demand GmbH, Norderstedt / Germany